LES CHEMINS DE FER

ET

LE PUBLIC.

C.

LES

CHEMINS DE FER

ET

LE PUBLIC

PAR

Jules **DESMAZURES**,

Employé au Chemin de fer du Nord

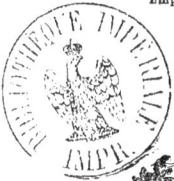

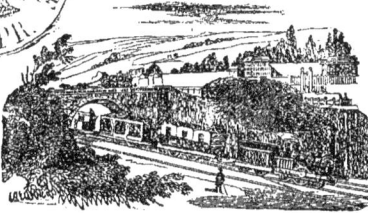

VALENCIENNES,

TYPOGRAPHIE ET LITHOGRAPHIE DE ED. PRIGNET.

1862

A

Mes Amis

&

Collègues

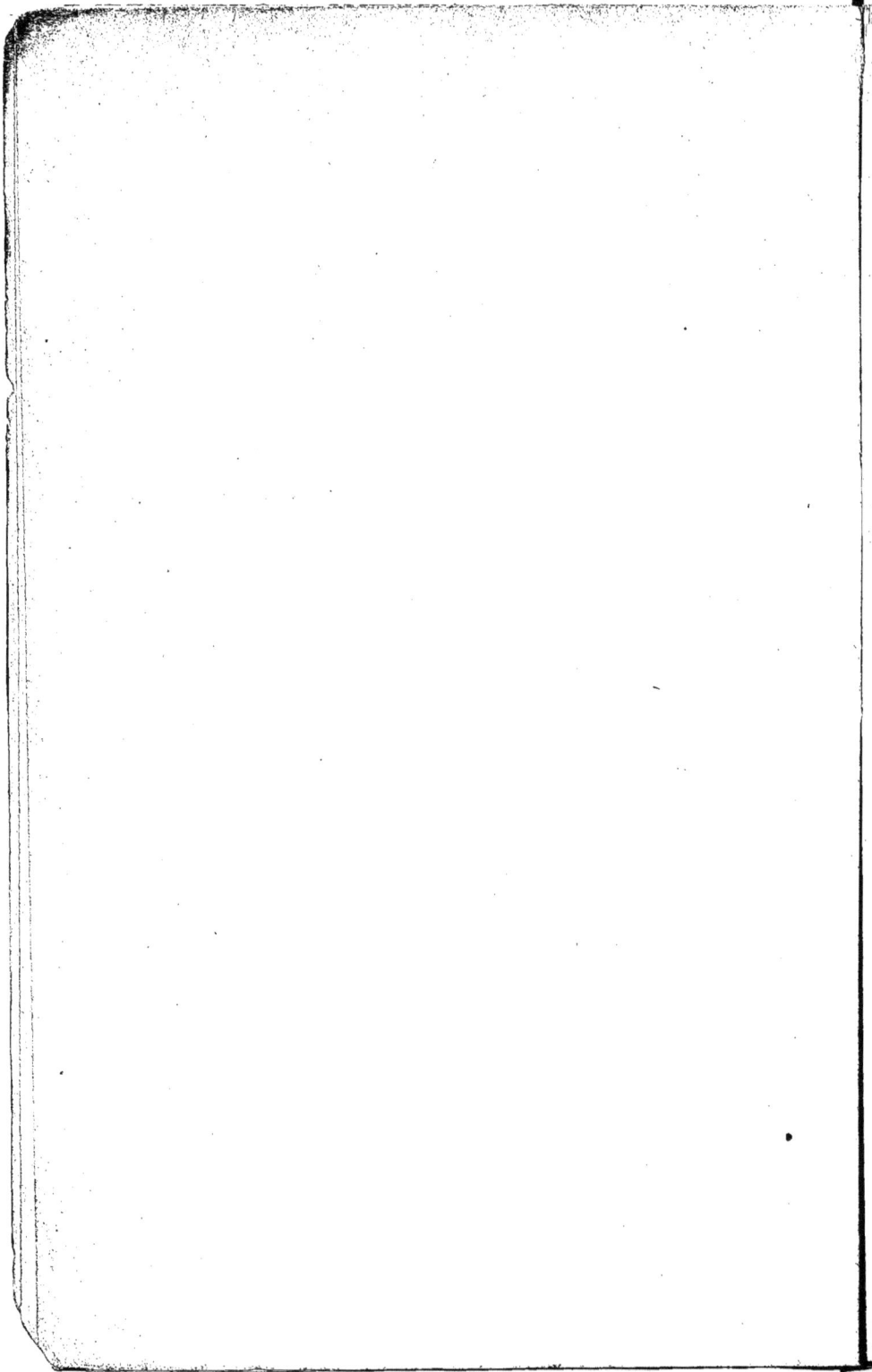

Ce mémoire n'étant pas destiné à la publicité et ayant plutôt un caractère d'intimité, il ne sera fait ancune réponse aux critiques auxquelles il pourrait donner lieu.

C'est l'œuvre d'un jeune homme qui s'essaye et qui éprouve ses forces pour l'avenir.

SOMMAIRE.

I

La brochure est tellement à la mode, et la
politique se l'est si exclusivement appropriée,
que nous sommes aussi tenté de nous en servir
pour venir exposer au public l'injustice, ou
plutôt l'impatience, avec laquelle il agit depuis
longtemps à l'égard des Compagnies de chemins

de fer, dans les nombreuses relations qu'il a avec elles. Les questions d'économie sociale, quoique moins attrayantes, sont, selon nous, bien autant intéressantes que les questions politiques, surtout à une époque où le peuple aspire plutôt aux luttes pacifiques qu'à la gloire de conquérir des nations.

Nous avions déjà, vers le commencement de l'année 1861, essayé de répondre à des articles un peu vifs publiés dans un journal de la presse départementale ; mais pour des raisons de prudence et de modestie, nous avons retiré de la composition typographique même, les quelques pages que nous avions écrites. Seulement, nous n'avons jamais considéré la chose que comme remise, et nous reprenons notre revanche aujourd'hui, avec d'autant plus de courage, que nous avons eu plus de temps pour amasser des matériaux.

Il est bon de dire, en commençant, que nous ne nous faisons l'écho de personne et que nous avons l'amour-propre de ne jamais exprimer que nos idées personnelles. Les Compagnies de chemins de fer n'ont du reste pas besoin de défenseurs, elles trouvent dans l'exécution des

réglements et des lois , et dans leur bonne administration , un bouclier qui les protège et les
fortifie : aussi est-ce seulement pour le public
qui ignore ou qui méconnaît , que nous écrivons
ce Mémoire.

Pour nous , le public , c'est l'ensemble de
toutes les personnes qui , à quelque titre que ce
soit, ont des relations avec les chemins de fer.
Qui ne se sert aujourd'hui des voies ferrées ,
soit comme moyens de circulation , soit comme
moyens de transports de marchandises ? Trente
ans nous séparent à peine de leur introduc-
tion en France que déjà notre réseau national
sillonne le pays en tous sens et porte ses ramifications dans les contrées les moins accessibles
et les moins connues ; de sorte que, sans y
songer, nous rencontrons en eux de précieux
auxiliaires qui viennent forcer nos préjugés sé-
culaires pour servir la cause de la civilisation et
du progrès. Nous voulons bien reconnaître tous
les avantages que les chemins de fer nous ont
apportés, nous les comprenons même , mais
nous ne voulons pas qu'ils soient encore une
nouveauté , et une nouveauté entourée de bien

des obstacles qu'on ne surmontera qu'avec le temps.

Il est réellement déplorable de voir, depuis quelque temps, certains journaux prêcher, contre l'exploitation des chemins de fer, une croisade dans laquelle s'enrôlent si volontiers et avec si peu de générosité, ceux qui leur doivent leurs plus beaux deniers. On ne jette aucun regard sur le passé, on ne se souvient de rien, et on ne voit absolument que ce qu'on désirerait obtenir. Nous croyons qu'il n'y a que de l'égarement dans cette manière de voir, aussi allons-nous examiner très-impartialement tout ce qui a rapport au service des chemins de fer, et nous efforcer de faire comprendre au public combien sont peu généreuses la plupart des réclamations qu'il dépose entre les mains des Commissaires de surveillance administrative, et combien sont peu désintéressées les plaintes qu'il adresse quelquefois aux tribunaux.

II

Le service des voyageurs est celui pour lequel les Compagnies de chemins de fer rencontrent le plus de mécontents.

Voici les incidents qui donnent le plus souvent lieu à la critique et aux réclamations :

1° Les retards dans l'arrivée des trains ;

2° Le manque des correspondances ;

3° La marche des trains ;

4° Les véhicules et la vitesse des trains ;

5° Les moyens de sécurité ;

6° L'impolitesse des employés.

Les retards que parfois les trains éprouvent, ne dépendent pas de la volonté d'aucun agent de chemin de fer ; ils se créent eux-mêmes et sont la conséquence de l'encombrement dans le service des stations, du mauvais état de l'atmosphère, du peu de temps accordé aux arrêts des trains, ou d'autres circonstances imprévues. Lorsqu'on part d'une station tête de ligne, par exemple, pour se rendre à une autre station quelconque d'un réseau, ou pour rentrer sur une autre ligne en correspondance, on ne peut prévoir d'avance ce qui pourra retarder l'arrivée du train à destination, et rien ne peut l'indiquer.

Que nos lecteurs fassent donc avec nous le petit voyage de Calais à Amiens, et nous aurons peut-être la chance de leur faire voir comment ces retards peuvent arriver.

A Calais, rien n'empêche que nous ne partions à l'heure, et nous avons du reste choisi le train omnibus de 7 heures du matin, qui n'est pas à la merci de la Manche et de sa marée, par conséquent très-régulier.

Nous franchissons la station de Saint-Pierre à 7 h. 06, sans embarras, et nous arrivons à Ardres à 7 h. 23.

Mais on vient de nous apprendre qu'à Saint-Omer il y a une fête militaire qui doit attirer beaucoup de monde des pays environnants; cela nous explique cette foule compacte que nous apercevons aux abords du guichet des voyageurs de cette station. Le *Livret—Chaix* n'indique qu'une minute d'arrêt à notre train, et cependant comment embarquer tout ce monde? Cet encombrement nous donne cinq minutes de retard, et comme nous subissons le même arrêt aux stations d'Audruicq et de Watten, nous arrivons à Saint-Omer avec quinze minutes de retard.

Dans le trajet de Saint-Omer à Amiens, nous perdons encore dix minutes à Armentières, de sorte que nous arrivons à Amiens avec un retard total de vingt-cinq minutes.

A qui donc la faute? A qui fallait-il faire droit? Fallait-il laisser tous ces voyageurs aux stations où ils attendaient notre train, ou nous amener directement à Amiens? Votre réponse sera la mienne.

Mais chaque jour c'est la même chose; les causes les plus imprévues sont celles qui apportent le plus d'entraves dans la circulation des trains.

Les Compagnies de chemins de fer ont arrêté du reste par des ordres de service, d'après les réglements de l'autorité supérieure, ce que leurs agents avaient à faire dans les cas de retard. La Compagnie du Nord, que nous citerons sou-

vent, pour ne pas dire toujours, comme étant
celle dont nous connaissons le mieux les instruc-
tions, a créé à ce sujet l'ordre de service n° 747
du 12 octobre 1849.

III

Ce n'est pas précisément les retards de quelques minutes, que les voyageurs craignent le
plus ; c'est le manque des correspondances que
ces retards peuvent leur occasionner. Nous con-
venons avec eux qu'il est toujours désagréable
de manquer une correspondance et de stationner
des heures entières dans des localités inconnues,
où l'on n'a rien à faire. Mais pour ceci, comme
pour les retards, les Compagnies de chemins de
fer ne peuvent se renfermer que dans les limites
du possible, et se conformer aux prescriptions
de l'autorité supérieure.

Une circulaire ministérielle en date du 15 avril
1859, complétant celle du 6 novembre 1858, dit
que, lorsque des voyageurs munis de billets
régulièrement délivrés pour un train déterminé,
auront, aux points d'intersection ou de jonction
des réseaux, manqué la correspondance par la
faute des employés, ou pour des circonstances
indépendantes de leur volonté, les agents des
Compagnies auront à les diriger par le train le
plus prochain desservant la station de destination, quelles que fussent d'ailleurs, et la composition de ce train, et la classe des voitures.

Le zèle des employés n'a jamais, que nous
sachions, fait défaut en pareille circonstance;
ils s'empressent toujours d'accomplir à la lettre
ces recommandations.

Les grandes Compagnies, qui n'obéissent qu'à
elles seules, qui ont des débouchés naturels sur
Paris et l'étranger, sont plus à même, par un
système de mouvement bien réglé, bien ordonné
et bien exécuté, d'éviter les manques de correspondance; la difficulté est à celles qui dépendent
des grands réseaux et qui n'en sont, pour ainsi
dire, que les ramifications.

Ainsi, par exemple, sur la ligne des Ardennes,

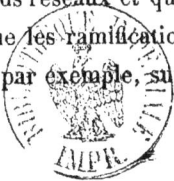

2

qui se trouve enclavée entre les deux grandes
lignes du Nord et de l'Est, les moyens de correspondance doivent présenter de bien grandes
difficultés à établir. L'Est et le Nord règlent
leurs itinéraires d'après leur étendue, leur
service postal, et de manière que toutes les
exigences des localités qu'ils traversent soient
satisfaites. Le chemin de fer des Ardennes, au
contraire, n'établit sa marche de trains que
d'après celles des grandes lignes que nous
venons de citer, et encore ne peut-il arriver à
les desservir simultanément. Aussi plus la difficulté est grande, plus le public devrait avoir
d'indulgence.

Quant aux correspondances avec les voitures
publiques, elles ne sont régulières que pour
certains trains et ne présentent pas les mêmes
inconvénients. Les voitures attendent toujours
l'arrivée des trains qu'elles desservent, et il suffit
de savoir bien choisir ses heures de départ. Un
voyageur intelligent sait tracer son itinéraire à
l'avance et ne se met jamais en route sans avoir
jalonné son chemin et pris tous les renseignements dont il peut avoir besoin. Il sait comment
s'y prendre pour parvenir le plus directement à

sa destination , et pour ne pas s'exposer à l'obli-
gation , peu charmante , de polir les dalles des
gares des chemins de fer.

Nous devons faire observer ici que les Compagnies dépensent des sommes considérables
pour assurer leurs correspondances, et que la
plus petite voiture ne leur coûte pas moins de
1,800 francs d'allocation annuelle. — Ce chiffre
devrait apaiser bien des murmures.

Nous ne parlerons pas des prétentions exhor-
bitantes de quelques voyageurs processifs que
l'on rencontre quelquefois ; elles sont tellement
peu raisonnables , que nous croyons bien faire
en les cachant.

IV

Il n'y a généralement que les journaux de la
presse départementale qui critiquent la manière

dont les trains desservent les localités, se faisant, soi-disant, les échos des populations*. Nous reconnaissons volontiers les droits et les priviléges de la presse, mais nous pensons en même temps qu'elle oublie trop souvent de mesurer ses forces et de reconnaître les limites de sa spécialité, lorsqu'elle aborde la question si délicate et si difficile de la marche des trains accordés à leurs localités. Sans vouloir diminuer l'importance des journaux de la province, ni méconnaître les services qu'ils rendent chaque jour à la nation, nous osons douter de l'universalité des connaissances de l'unique rédacteur qui souvent dirige ces feuilles, et nous ne pensons pas piquer sa susceptibilité en refusant de croire à son titre d'ingénieur. La plupart de ces écrivains sont du reste modestes et savent que dans ces sortes de questions techniques, la verve littéraire ne suffit plus, et que toutes les figures de rhétorique ensemble ne peuvent donner le moyen de résoudre le plus petit problême de mécanique ; aussi s'abstiennent-ils et laissent-ils

---

* Le *Constitutionnel* n'avait pas encore le docteur Véron pour directeur, à l'époque où nous écrivions ces lignes.

aux plus ambitieux le soin de venir découvrir à leurs lecteurs, le degré de leur ignorance scientifique. *Cuique suum.*

Ne perdons pas de vue que lorqu'un chef de mouvement prépare, dans le silence du cabinet, l'itinéraire des trains qui devront parcourir la section de voie qui lui est confiée, il fait une besogne excessivement difficile, et les obliques qu'il trace sur les verticales horaires de son papier, ne peuvent faire droit aux prétentions irréfléchies de telle ou telle cité, qui tendent à les faire pencher un peu plus à droite ou à gauche. La sécurité et l'économie font seules la loi dans ces sortes de choses, et les arrêts de la première sont toujours rendus en dernier ressort.

Il est à remarquer que les cités qui ont le moins d'importance comme industrie, commerce et population, sont souvent celles qui crient le plus haut, parce que par hasard elles portent le nom euphonique de chef-lieu de canton ou d'arrondissement. Qu'importe à ces bourgades lilliputiennes si, pour les satisfaire, les Compagnies pourront couvrir leurs dépenses ! Que leur importe si leur position géographique leur

a refusé l'avantage de se voir traverser par une
de ces grandes artères qui sillonnent le pays !
Elles se trouvent sur des tronçons de raccorde-
ment, sur des lignes de transit ; mais selon
elles, cela ne devrait pas empêcher qu'on ne leur
accordât de même des trains express et spéciaux. Nous le savons, le bien-être est une des
plus grandes attractions de l'humanité, mais
il a ses lois, ses limites, et ne peut exister
d'une manière absolue.

Si par hasard les Compagnies de chemins de
fer devaient faire droit à quelques réclamations
justes et bien fondées, on pourrait, selon nous,
les leur présenter sous d'autres formes et avec
plus de courtoisie qu'on ne le fait d'habitude.
Pourquoi, si l'on a quelque faveur à solliciter
ou quelque grief à présenter, ne pas s'adresser
directement à elles, comme on le fait à l'égard
des administrations publiques ? Pourquoi demander à la presse des échos déblateurs qui
n'ont d'autre conséquence que de faire du bruit
inutile et de fatiguer tout le monde ? Qui veut
la fin veut les moyens, dit un proverbe ; nous
le recommandons sincèrement à nos lecteurs.

V

Nous avons dit qu'on se plaignait aussi du matériel des Compagnies et de la vitesse de certains trains.

A ce sujet, nous regrettons que le public ait une trop courte mémoire.

A quelle époque veut-on faire remonter ces grandes Compagnies de messageries, qui correspondent avec toutes les villes de France, et expédient des voitures tous les jours pour les points les plus éloignés? Oublie-t-on que ce n'est qu'au dix-neuvième siècle que cette centralisation des messageries est devenue définitive?

Le voyageur qui s'asseoit confortablement dans une bonne voiture bien rembourrée, percée de tous côtés pour que la vue puisse s'étendre, fermée de belles glaces pour éviter la poussière et le froid, assez haute pour qu'il puisse s'y tenir debout, assez large pour qu'il puisse étendre ses pieds, munie d'une lampe pour la nuit et d'un chauffe-pieds pour l'hiver, et qui, sans éprouver de cahos ni de secousse, fait ses huit ou dix lieues à l'heure, déjeûne à Paris, dîne à Amiens, et arrive le soir à Lille avant que les cafés et les spectacles soient fermés, oublie donc ces lourdes et massives diligences, puant le cuir, garnies de paille, fermées de méchants carreaux, basses, étroites, obscures, dans lesquelles on ne pouvait dormir sans s'appuyer sur l'épaule de son voisin, qui vous donnaient infailliblement des maux de reins au bout de six heures et la migraine au bout de quatre, et qui, tirées par cinq chevaux galoppant, mettaient deux jours et une nuit pour faire cent lieues ? Ces diligences étaient pourtant, dans leur genre, un immense progrès; elles auraient fait l'admiration de nos pères, et quiconque aurait promis les wagons d'aujourd'hui à nos grands-pères, aurait été relégué dans une maison de fous.

Que veut-on donc exiger de plus des Compagnies de chemins de fer après si peu de temps d'exploitation ?

Les voitures de 3ᵉ classe ne sont peut-être pas, chez les plus anciennes Compagnies, aussi commodes ni aussi brillantes que chez les Compagnies de formation récente ; mais faut-il briser tous ces véhicules au lieu d'attendre qu'ils se remplacent au fur et à mesure de l'usure ?. N'avons-nous pas à notre disposition, selon nos moyens, les voitures de 2ᵉ ou 1ʳᵉ classe, où nous rencontrons tout le confortable que nous pouvons désirer, et même des coupés-lits et des wagons-salons où les Mécènes retrouvent, en petit, toutes les commodités opulentes de leurs demeures princières? Ne prend-on pas toutes les mesures nécessaires pour satisfaire le besoin que les dames ont parfois de voyager seules, et le désir que les fumeurs ont de se trouver ensemble? N'a-t-on pas établi dans chaque gare importante, et aux bifurcations, des buffets où le voyageur peut prendre ses repas pendant les arrêts accordés exprès aux trains directs mêmes?

On ne peut bien se rendre compte du progrès que les chemins de fer ont amené dans la manière de voyager et dans la commodité des véhicules, qu'en jetant un regard sur le passé.

Il faut lire pour cela ce qu'en ont dit Brantôme à l'époque du règne de Henri II, Tallemant des Réaux, sous Louis XIII, et le duc de Saint-Simon, sous Louis XIV, pour ressentir à la fois de la pitié et de l'orgueil en regardant filer un convoi de voyageurs à travers une vallée. Les mémoires de ces écrivains donnent des détails curieux sur les moyens de transports que l'on possédait alors, et sur les véhicules disgrâcieux dont se servaient les rois eux-mêmes.

Les anciennes messageries ne desservaient encore certaines lignes que tous les deux, trois ou quatre jours, et il fallait être une ville d'une grande importance comme Lyon, Rouen, Lille, etc., pour obtenir le privilége d'un départ quotidien pour Paris à l'époque de la Restauration. Avec les chemins de fer, il n'y a pas de petite ville qui n'ait aujourd'hui plusieurs départs de correspondances, et les localités qui ont une station, ont quelquefois jusqu'à douze départs par jour.

La vitesse des trains ne peut être critiquée que pour les trains mixtes, où le peu d'importance d'un embranchement, exige qu'on les complète avec des wagons de marchandises.

Mais là, la faute n'en est à personne, elle est la conséquence naturelle de la pauvreté industrielle et commerciale d'une contrée.

Le chemin de fer du Nord a des machines Crampton qui font en moins de six heures le parcours de Paris à Calais, d'une longueur de 372 kilomètres. La vitesse de marche de ces machines est réglée à 72 kilomètres à l'heure, et peut être aisément portée à 90 et 100 kilomètres. L'époque viendra où toutes les classes de voitures pourront participer aux avantages d'une pareille vitesse; mais il faut pour cela que de nouvelles découvertes viennent diminuer les prix de traction, ce que la science promet de nous amener prochainement. On parle du reste en ce moment de la découverte aux Etats-Unis, d'un nouveau gaz qui pourrait être utilisé dans l'éclairage et le chauffage des wagons*. Ce gaz, ou plutôt cet air chargé de matières inflammables, doit opérer, dit-on, en modifiant les systèmes de locomotion, une révolution dans l'industrie et dans les chemins de fer.

* Gaz Chandor.

VI

Les moyens de sécurité sont de deux sortes :
ceux que les Compagnies apportent d'abord dans
la bonne construction des voies ; puis ceux mis
en usage dans l'exploitation des lignes.

Les premiers sont énumérés dans le cahier des
charges de chaque Compagnie et sont les mêmes
pour chacune d'elles. Il est inutile du reste de
nous y arrêter, attendu qu'aucune voie ferrée
n'est mise en exploitation qu'après en avoir été
reconnue digne par les Ingénieurs de l'Etat.

Dans l'exploitation des chemins de fer, les
moyens de sécurité sont les signaux, le bon
entretien du matériel et la télégraphie électrique.

Les signaux sont de trois sortes : les signaux

à la main, qui sont faits par les gardes des barrières, les poseurs et autres agents placés sur le chemin de fer; les signaux fixes, qui sont faits au moyen d'appareils fixes établis sur des points déterminés de la ligne et aux abords des stations; les signaux mobiles, qui sont faits par les machines et les trains en marche.

Chaque Compagnie a son réglement pour l'exécution de ces signaux, et tous les employés du service actif sont obligatoirement porteurs de ce réglement qu'ils doivent connaître à la lettre.

Nous allons donner une explication sommaire de ces signaux.

Les signaux à la main se font, le jour, avec un drapeau vert ou rouge, et la nuit, avec un feu blanc, vert ou rouge. Le drapeau roulé indique que la voie est libre; le drapeau vert commande le ralentissement, et le drapeau rouge déployé commande l'arrêt immédiat. Pendant la nuit, les feux blanc, vert et rouge, remplacent les trois couleurs du drapeau. Dans des cas pressants et de danger, on fait encore usage de pétards ou boîtes détonantes placées sur les

rails, dont la détonation commande l'arrêt immédiat aussi bien le jour que la nuit.

Les signaux fixes sont faits au moyen d'appareils particuliers établis sur des points déterminés du chemin. Ils portent, pendant le jour,
un disque tournant dont une des faces est peinte
en rouge, et pendant la nuit, une lanterne à
plusieurs verres dont un blanc et un rouge.
Pendant le jour, le disque effacé, c'est-à-dire
placé parallèlement à la direction du chemin,
indique que la voie est libre ; placé perpendi-
culairement à cette direction, c'est-à-dire pré-
sentant sa face rouge aux trains avançant, il en
commande l'arrêt immédiat. Pendant la nuit,
la lanterne allumée avec feu rouge commande
aussi l'arrêt immédiat. Comme ces sortes de
signaux peuvent se trouver cachés, en ce qu'ils
sont quelquefois séparés des gares par des cour-
bes prononcées, on vient de leur adjoindre des
sonneries électriques qui annonceront, à l'extré-
mité du fil moteur, s'ils ont obéi exactement au
mouvement de rotation qu'on leur a imprimé *.

---

* De nouveaux perfectionnements viennent encore d'être apportés à
ce signal, sur le chemin de fer du Nord.

Les signaux mobiles sont les signaux que les trains portent avec eux.

Pendant le jour, un train ne peut porter qu'un seul signal, — le drapeau vert, — qui indique qu'il est suivi à peu de distance d'un autre train ou d'une machine. Pendant la nuit, tout train en marche porte à l'avant de la machine un fanal blanc, et à l'arrière de la dernière voiture, au moins un fanal rouge.

Les machines ont encore le signal du sifflet. Les mécaniciens doivent siffler d'une manière prolongée, pour commander l'attention, avant de mettre leur machine en mouvement ; aux approches des stations, des bifurcations, des changements de voie qui présentent la pointe, des ponts ; partout où il existe des signaux fixes, et quand ils aperçoivent quelqu'un sur la voie qu'ils parcourent. Deux coups de sifflet saccadés commandent de serrer les freins, et un coup de sifflet bref commande de les desserrer. Ils se servent encore du sifflet pour demander une machine et pour indiquer la direction des trains aux approches des bifurcations.

Ces mesures de sûreté sont générales ; mais il

en existe encore d'autres concernant spéciale-
ment le service des employés actifs.

Aux conducteurs sont prescrits des ordres
pour la marche, la composition, la direction et
la surveillance des trains de voyageurs et de
marchandises; le garage de ces trains et les cas
d'accident;

Aux graisseurs-garde-freins, pour le grais-
sage des boîtes, la manipulation des freins et
l'exécution des signaux;

Aux aiguilleurs, pour la direction à donner
aux trains et aux machines, l'exécution des
signaux et l'entretien des aiguilles;

Aux mécaniciens, pour la conduite et l'entretien des machines, l'exécution des signaux, les
mouvements de trains et de machines dans les
gares, leur circulation sur les voies, les secours
à porter et les réparations sur place du matériel;

Aux agents de la voie, pour l'entretien, la
police et la surveillance de la ligne et l'exécution
des signaux.

L'ordonnance du Roi sur la police des chemins
de fer, du 15 novembre 1846, renferme du reste
toutes ces prescriptions, et elles sont d'autant

mieux et fidèlement exécutées, qu'elles sont surveillées par des agents spéciaux du gouvernement, et que la vie et la responsabilité des employés y sont engagées

Les Compagnies de chemins de fer ont aussi des inspecteurs du mouvement chargés de cette surveillance continuelle, et chaque année une tournée d'inspection générale est faite par les ingénieurs-inspecteurs principaux de l'exploitation, du matériel et de la traction ; les ingénieurs des travaux et de la surveillance, le chef du mouvement et le chef des travaux de chaque section. Le but de cette inspection est de vérifier : — si les réglements sont communiqués avec soin, bien compris et exactement observés ; — si les mesures de sécurité sont bien prises ; — si les aiguilles, les grues, les bascules, les plaques tournantes, etc., sont convenablement placées, si elles sont exactement manœuvrées, si elles sont éclairées la nuit, si les mécaniciens leur obéissent d'une manière absolue ; — si le service télégraphique se fait avec exactitude et sécurité ; — si le personnel est, en général, bien choisi, convenablement utilisé et au courant du service ; — si le trans-

3

bordement et la reconnaissance des colis, la recherche et le signalement de ceux dévoyés ou en souffrance, se font conformément aux prescriptions données ; — si les colis finances sont l'objet d'une surveillance spéciale ; — si l'organisation du service de nuit présente toute garantie ; — si les stations sont entretenues en bon état ; — si, dans les trains, les conducteurs et graisseurs sont à leurs freins et connaissent toutes les prescriptions concernant leur service [*].

La télégraphie électrique est encore un des plus précieux moyens de sécurité. Tous les trains de voyageurs sont munis d'une boîte télégraphique au moyen de laquelle les conducteurs peuvent communiquer avec les stations voisines, leur signaler leur détresse et leur demander du secours. Les communications instantanées permettent de prévenir les collisions, et de prendre toutes les mesures nécessaires pour éviter les accidents.

Du reste, les accidents sont devenus très-

---

[*] Extrait des ordres de service 1295 de l'exploitation et 348 des travaux du 19 novembre 1857 de la Cⁱᵉ du Nord.

rares, et si malheureusement on a eu à en déplorer encore il y a quelque temps, on est heureux de pouvoir les attribuer au mauvais état de l'atmosphère ou à des circonstances souvent indépendantes de la volonté des agents de chemins de fer. L'homme soumet la matière, la travaille et la fait servir à ses besoins; mais il est de ces découvertes modernes, où la force extraordinaire des machines devient terrible et destructive lorsqu'elle s'affranchit du joug qui la gouverne.

Nous avons montré combien les Compagnies de chemins de fer entourent leurs services de soins et de précautions, et cela suffira, nous l'espérons, pour ôter au public les craintes et les répulsions qu'il peut avoir conservées.

Une enquête de M. Prosper Tourneux, chef de division au Ministère de l'Intérieur, sur les accidens arrivés en France sur les chemins de fer et les routes pendant la période de 1846 à 1855, a montré que le rapport du nombre des voyageurs tués au nombre des voyageurs transportés sur les chemins de fer, a été de $\frac{1}{1\,955\,555}$ et celui des blessés, de $\frac{1}{496\,551}$; tandis que pour les messageries, les mêmes rapports sont de $\frac{1}{355\,465}$

et de $\frac{1}{29\,871}$ [*]. Ce qui fait qu'on exagère tant les
proportions des accidents qui arrivent sur les
chemins de fer, c'est que les catastrophes sont
toujours terribles, et que, dans chacune d'elles, le nombre des victimes est souvent consi-
dérable.

Le matériel des chemins de fer offre toutes
les garanties de solidité et par conséquent de
sécurité désirables. En ce qui concerne sa construction, l'autorité supérieure a prescrit la
forme et les dimensions de ses principaux agrès,
et son entretien fait l'objet de tous les soins des
Compagnies. Elles y ont du reste intérêt, car
leurs voitures leur font un meilleur usage et
sont moins exposées à la destruction. Cette surveillance du matériel a ses agents spéciaux, et
toute gare un peu importante a plusieurs visi-
teurs chargés d'examiner tous les trains à leur
arrivée, de constater les avaries, de réformer le
matériel en mauvais état, et de le réparer si la
chose est possible.

Quand une avarie exige de trop grands tra-

---

[*] Extrait des Notions générales sur les chemins de fer, par A. Per-
donnet.

vaux de réparation, le matériel est renvoyé aux ateliers établis aux principales bifurcations des réseaux.

VII

Les formes que les employés mettent pour parler au public sont généralement convenables et modestes. On a peut-être eu parfois à regretter certains emportements fâcheux ou quelques réponses un peu vives; mais il y a eu souvent provocation de la part de voyageurs trop exigeants, et les Compagnies en sont d'autant moins les complices qu'elles ont toutes donné les ordres les plus formels pour que leurs agents soient polis et conciliants.

Ouvrons un recueil d'ordres de service de n'importe quelle Compagnie, cherchons à la table, et nous y rencontrerons pour le certain, quelque circulaire qui aura rapport à ce sujet.

Voici les recommandations de politesse faites
par la Compagnie du Nord [*] :

« Les employés doivent fournir en peu de
mots et avec convenance tous les renseignements qui peuvent leur être demandés, soit
dans les trains, soit dans les bureaux.

» Si un voyageur adresse des observations à
un employé, celui-ci doit y répondre poliment ;
si elles sont faites avec emportement, il doit
faire comprendre qu'il n'est que l'exécuteur
d'ordres supérieurs, et ne jamais se laisser
entraîner sur le terrain de la dispute. Il faut
que l'employé se rappelle toujours que, dans
l'exercice de ses fonctions, il représente la Compagnie, et par conséquent que ce n'est pas à
lui personnellement, mais à son administration
qu'on s'adresse : il ne lui est donc pas permis
de montrer une susceptibilité qui serait quelquefois légitime en toute autre occasion.

» . . . .

. . . .

Il faut que les agents soient bien pénétrés de la

* Ordre de service N° 852 du 25 septembre 1850.

conviction que le Comité de direction considère
la politesse avec les voyageurs comme une qua-
lité indispensable à tout employé , et qu'il en fait
une condition essentielle de son maintien au
service de la Compagnie. »

Nos lecteurs reconnaîtront qu'un ordre sem-
blable suffit pour que l'agent qui reçoit de telles
recommandations, exprimées d'une telle façon ,
se sente ferme et disposé à sacrifier à son devoir le peu d'amour-propre qu'il pourrait avoir
de sa personnalité. Il sait du reste que le stoï-
cisme est toujours un peu nécessaire, il comprend qu'il n'est que le mandataire d'une grande
Compagnie et il apprécie ce qu'il doit à son service.

Mais autant les Compagnies voient avec peine
leurs agents manquer d'égards envers le public,
autant nous haïssons ces personnages argutieux
et criards qui, pour le moindre cahos, menacent
les employés de plaintes et de réclamations.
C'est ¡de l'arlequinade à laquelle on s'habitue ,
mais elle n'en exige pas moins de patience et de
modération de la part des employés de chemins
de fer. Nous avons quelquefois été témoin de
ces petites scènes de fatuité ; nous pourrions

même en dire quelques mots ; mais nous savons aussi qu'

Il est des vérités que l'on doit s'interdire,

et nous préférons jeter nos notes au reliquaire, afin de pouvoir les offrir mieux conservées à quiconque croirait devoir nous contredire.

VIII

Nous ne sachions pas qu'on se plaigne des tarifs voyageurs ; cependant nous croyons utile et opportun de les soumettre à l'appréciation de nos lecteurs.

Les bases des prix à percevoir sont fixées par les cahiers des charges, impôt du dixième et double décime compris, à :

1re classe — » f. 112

2e » — » 084

3e » — » 0616

par place et par kilomètre. Chaque kilomètre

entamé compte pour 1 kilomètre, et quand la distance est moindre de 6 kilomètres, la taxe est établie sur 6 kilomètres.

Les enfants qui ont moins de trois ans, voyageant sur les genoux des personnes qui les accompagnent, sont transportés gratuitement; au-dessus de trois ans et jusqu'à six, ils paient demi-place; au-dessus de six ans ils paient place entière. Sur les réseaux des Compagnies d'Orléans, du Nord et du Midi, la demi-place est accordée jusqu'à sept ans.

Les militaires ou marins voyageant en corps ou isolément, pour cause de service et avec feuilles de route ou permissions, ne sont assujettis, eux et leurs bagages, qu'au quart de la taxe du tarif.

Les voitures publiques prennent encore aujourd'hui 0 f. 125 par place et par kilomètre; et qu'elles soient bonnes ou mauvaises, c'est toujours le même prix. Elles ne font aucune remise aux militaires et marins et marchent avec une vitesse de 6 à 8 kilomètres à l'heure. Ainsi la taxe de la 1re classe des chemins de fer est inférieure de 0,013 à celle des voitures publiques;

la 2ᵉ classe, de 0,041, et la 3ᵉ classe de 0,0534, par place et par kilomètre.

Vingt ans avant la Révolution, on payait 4 livres dix sous pour aller de Paris à Poissy, et 180 livres pour se rendre à Toulouse dans une mauvaise chaise; aujourd'hui on fait 75 et 3,000 kilomètres avec les mêmes sommes, et l'on fait le trajet de Paris à Vienne (Autriche) pour 118 f. 35, en seconde classe.

Si la bande équatoriale terrestre n'était pas interrompue par les coupures de l'Océan, et que, tronçon par tronçon, les hommes y construisissent une ligne de fer, on pourrait, avec une vitesse moyenne de 25 kilomètres à l'heure, faire le tour du globe en 65 jours, et le prix du parcours ne s'élèverait pas à 5,000 fr. Il est vrai que dans cette hypothèse, nous n'avons égard ni aux sinuosités de la ligne, ni aux arrêts nécessaires; mais supposons lui une longueur double, et les 10,000 f. de transport augmentés de 2 à 3,000 f. de frais de route, seraient encore à la portée de beaucoup de médiocres fortunes.

C'est certainement une utopie, mais elle a son mérite; car elle montre ce que peuvent la science et le génie des hommes, et combien est grande la révolution que les chemins de fer ont opérée dans l'industrie des transports.

Nous devons rappeler ici au public la générosité des Compagnies de chemins de fer, à l'égard des concours et des expositions de toutes espèces, au sujet desquels elles accordent toujours des réductions de 50 p. %, sur les prix des transports des personnes et des marchandises. Reconnaissons-le, lorsqu'il s'agit de bienfaisance, qu'elle se présente sous n'importe quel aspect; lorsqu'il s'agit de contribuer au développement des sciences et des arts, les Compagnies ne font jamais défaut, et leur zèle est toujours à la hauteur de leur mission civilisatrice.

IX

On appelle *Grande-Vitesse* le service des transports, par les trains de voyageurs, des bagages, de la messagerie, des finances et valeurs, des bestiaux et des voitures. C'est l'équivalent des services de diligences d'autrefois, et elle y correspond, comme le roulage correspond au service de la *Petite-Vitesse*.

Trouve-t-on quelque chose de plus commode que ces quantités prodigieuses d'expéditions de bagages et de messageries, reçues, enregistrées et chargées en quelques minutes ? Tous ces rouages du service des chemins de fer sont d'autant plus merveilleux qu'ils sont simples, et si le public paraît quelquefois ne pas les apercevoir, c'est une indifférence dédaigneuse qui désire toujours l'impossible et qui forcerait le progrès lui-même. Demandez à l'homme des champs, habitué à manier continuellement de lourds fardeaux et à diriger de massifs véhicules, demandez-lui ce qu'il pense de ce va-et-vient continuel, de ce mouvement infernal que l'on rencontre aux abords des gares ? —Tout surpris et étonné, il ne vous témoignera qu'une véritable admiration.

En France, les Compagnies de chemins de fer accordent à chaque voyageur le transport de 30 kilog. de bagages, moyennant un simple droit

d'enregistrement de 0,10 centimes ; le surplus
est taxé comme messagerie.

Le transport des articles de messagerie par
chemins de fer, se fait à peu près de la même
manière et sans autres formalités que par diligences. Il suffit de se présenter avec une simple
déclaration écrite donnant tous les détails de
l'expédition que l'on veut faire, des colis en bon
état , et d'en acquitter les droits de traction au
départ ou à l'arrivée. Ces droits sont à peu près
partout de

f. 0,50 jusqu'à 40 kilog.　⎱ par tonne et par
　　　　　　　　　　　　⎰ kilom. frais de ma-
　0,40 au-dessus de 40 kil. ⎰ nutention compris.

Une taxe ne peut être inférieure à 0,25 pour un
article de 50 kilog. et au-dessous , et à 0,40
pour un colis pesant plus de 50 kilog.

Chaque expédition donne lieu ensuite aux frais
suivants :

0,10 centimes d'enregistrement pour chaque
envoi ;

0,60 par tonne pour frais de manutention ;

0,05 par fraction indivisible de 100 kilog.,
pour frais de magasinage et pour chaque 24
heures de retard apportées dans l'enlèvement

des colis, passé le premier délai de 24 heures, qui est accordé de droit.

La taxe des finances et des valeurs est de 0,00252 par fraction indivisible de 1,000 fr. et par kilomètre, pour 0,10 c. d'enregistrement. Le minimum de taxe est fixé à 0,025 par 1,000 f. quelle que soit la distance parcourue.

Cette espèce de transports n'est acceptée par les Compagnies, qu'autant que le conditionne-ment extérieur des objets ne peut donner lieu à aucune contestation de la part du destinataire. De plus, elles ne répondent, en cas de perte des colis, que de la valeur déclarée.

Le prix à percevoir pour le transport d'un chien, varie selon les Compagnies. Sur le Nord, il est de 0,0168 par tête et par kilomètre, avec un minimum de 0,30 centimes; sur le Midi, il est de 0,015; sur l'Ouest, de 0,0224, avec un minimum de 0,25; et sur l'Est et le Lyon à Genève, il est de 0,50 par tête et pour un par-cours indivisible de 30 kilomètres. Il faut ajouter à ce prix un droit d'enregistrement de 10 cen-times par chaque expédition.

Les voitures paient 0,56 et 0,71 centimes par kilomètre, selon qu'elles sont à une banquette,

ou à 2 fonds et deux banquettes. Il faut ajouter
à ces prix, qui varient un peu selon les Compagnies, 10 centimes d'enregistrement par chaque expédition, plus 2 fr. pour frais de charge-
ment et de déchargement.

Il est perçu, pour le transport d'un cheval,
0,22 centimes par tête et par kilomètre ; pour
un bœuf, vache ou taureau, 0,224 ; pour un
veau ou porc 0,0896 ; pour un mouton, 0,0448,
prix qui sont à peu près les mêmes pour toutes
les Compagnies.

La public serait peut-être étonné si nous lui
disions qu'il rencontrerait difficilement des tarifs
sérieux dans les bureaux de certaines entreprises de messagerie. Nous en sommes tellement
persuadé que nous ne craignons pas de l'avancer.
Il en a toujours été ainsi ; on a toujours laissé
aux directeurs des bureaux de la province, la
faculté de prendre tel ou tel prix pour le transport des colis qui leur étaient confiés, et il
n'est pas encore rare de nos jours, de voir deux
négociants payer des frais différents pour le
transport d'un même colis et pour la même
destination, selon que ces négociants sont pour
l'entreprise des clientèles plus ou moins impor-

tantes. Nous aurions désiré mettre en comparaison les tarifs des chemins de fer avec ceux des diverses entreprises de messageries établies en France, mais comme nous venons de le démontrer, les documents nous manquent. Nous ne pouvons que signaler les prix exorbitants que le commerce a dû payer autrefois, et l'engager à profiter des précieux avantages que lui offrent aujourd'hui les chemins de fer. Nous l'inviterons également à se servir le moins possible d'intermédiaires, et à confier ses marchandises directement aux Compagnies. En suivant nos conseils, il réalisera des économies sur lesquelles il n'aurait jamais compté ; et les tarifs, qui lui paraissent si élevés, lui deviendront moins lourds, plus faciles même à analyser, et par conséquent à accepter.

Si les transports à grande vitesse donnent rarement lieu à des réclamations, ces rares réclamations sont quelquefois hors de bon sens et démesurées. Nous en avons recueilli une vingtaine très-curieuses qui amuseraient nos lecteurs si elles pouvaient trouver place ici ;

mais, dans l'impossibilité de les reproduire toutes, nous citerons la première venue.

Voici l'échantillon :

M. H***, agent d'une Compagnie forestière au N...-en-Thiérache (Aisne), va en juillet dernier à la station du Cateau (Nord), prendre le chemin de fer pour se rendre à Reims. A l'enregistrement de ses bagages, il comprend dans ses colis la malle d'un autre voyageur qui allait à Arras, et laisse la sienne à ce dernier. Cette erreur amena évidemment une fausse direction des bagages, et M. H*** fut très-surpris en arrivant à Reims de ne pas y trouver sa malle. Il assigna aussitôt la Compagnie du Nord, en paiement :

1° D'une somme de 797 fr. valeur de la malle ;

2° D'une somme de 1,000 fr. de dommages-intérêts.

On conviendra que les appointements de cet agent doivent être bien élevés pour que la perte de deux de ses journées exigent 1,000 fr. de dommages-intérêts. On nous permettra aussi de douter que, contre les précautions dictées par le plus simple bon sens, M. H*** ait laissé dans sa malle la somme qui était nécessaire à

4

son voyage ; on a toujours d'assez larges poches
à son paletot pour y placer 800 fr. en or ou en
billets de banque, et c'est un de ces prétextes
dont la délicatesse laisse beaucoup à désirer.

Un employé de la maison P..., de Fourmies
(Nord), à qui son père.... Ah ! c'est vrai, nous
n'avons promis qu'un seul exemple. Soit.

X

Nous arrivons à la partie la plus importante
de notre travail : celle qui a rapport aux transports par petite vitesse. Cette partie du service
mérite d'autant plus une sérieuse appréciation,
qu'elle est la base de tout trafic commercial et
que d'elle dépendent la fortune et la prospérité
d'une voie ferrée. Sans transports à petite vitesse, pas de chemins de fer ; les autres parties
ne sont que des accessoires, et toute Compagnie

qui n'y trouve pas ses plus belles recettes, est menacée de pléthore.

Si les Compagnies sont si difficiles dans le choix de leurs tracés, c'est qu'elles ont besoin de rechercher à l'avance les éléments, les plus sûrs de leur vitalité future, et si elles n'écoutent généralement que leurs propres opinions, sans avoir égard aux vœux de tel ou tel pays, c'est que l'expérience leur a appris à préférer les contrées où l'industrie domine et où la richesse du sol leur assure une exploitation rénumératrice. Elles ont souvent à lutter, en pareils cas, contre de puissantes ligues qui ne reculent devant aucune démarche pour obtenir le passage d'une ligne de fer sur leur territoire; mais heureusement, le gouvernement reçoit à la fois tant de documents à prétentions opposées, qu'il trouve toujours dans sa seule appréciation, la ligne de conduite qu'il doit suivre à leur égard.

Ainsi, nous avons encore présentes à la mémoire, les interminables discussions auxquelles donnèrent lieu les avant-projets du chemin de fer dit : *Embranchement de Busigny à Hirson*, et dont les cinq tracés étaient partiellement soutenus par deux départements et la Compagnie du Nord.

Le département de l'Aisne soutient toujours le tracé par Guise ; le département du Nord protège les tracés qui se dirigent à travers son territoire, et la Compagnie du Nord demande celui qui remonte le plus au nord. Nous croyons savoir que le gouvernement, dans l'impossibilité de favoriser telle ou telle contrée, se prononcera d'après l'avis du Conseil général des Ponts–et–Chaussées, pour le tracé qui se dirigera le plus directement vers les houillères belges ; n'ayant d'autre but que de servir l'industrie en lui amenant, au meilleur marché possible, le précieux combustible dont elle a tant besoin.

Que le public ne s'illusionne pas, il en sera toujours ainsi ; et lorsque les Compagnies ou le gouvernement aura à choisir entre plusieurs tracés, celui qui devra servir le plus d'intérêts et favoriser plus largement l'industrie, c'est-à-dire celui qui promettra les plus beaux produits à la Compagnie concessionnaire (ces deux avantages étant inséparables), sera celui qu'on adoptera toujours.

Nous avions besoin, en passant, de dire quelques mots à ce sujet, et nous avons cru bien faire de les placer au début de nos articles sur les transports à petite vitesse. Nous voulions que le public sût bien que si les Compagnies fondent leur espoir sur cette espèce de transports, elles doivent, par conséquent, avant de construire leurs réseaux, rechercher ceux qui pourront les leur procurer.

XI

Il se présente encore à notre esprit une question que nous voudrions discuter avant d'aborder celle des tarifs : c'est celle de la concurrence des canaux. Cette question est d'autant plus à l'ordre du jour, que l'on a tenté de lui donner la prééminence sur toutes les autres, et qu'elle a soulevé, il n'y a pas bien longtemps encore, un assez violent orage dans la presse française

Qui ne se souvient des articles publiés dans la
Patrie par M. Delamare, sur la navigation intérieure, en France? Nous les avons suivis, nous,
avec une attention soutenue, et nous avons
regretté qu'il ne fût fait aucune réponse à ce
qu'ils contenaient d'exagéré.

M. Delamare voulait, pour ainsi dire, nous
faire admettre qu'il n'y avait *exclusivement* qu'un
bon système de navigation intérieure qui pût
nous amener en France l'abaissement du prix
des matières premières et des denrées con-
stituant la consommation quotidienne de chacun; et pour appuyer son raisonnement sur un
exemple, il nous montrait la riche Angleterre
redevable de sa prospérité moderne à ce système
de navigation intérieure qui rapproche les mines
et les manufactures du centre du pays des ports
de mer, et par suite les met en communication
avec le reste du globe. Nous nous serions laissé
entraîner par ses arguments si nous n'avions su
qu'en imitant l'Angleterre, la France ne pourrait
jamais obtenir les mêmes résultats : les différences de sol, de commerce, de position géographique, rendant la chose tout autre chez nous.
La navigation intérieure en Angleterre est une

nécessité, tandis qu'en France ce n'est qu'une chose d'un intérêt reconnu, mais secondaire. Si nous avons la moitié de nos frontières baignées par l'Océan, l'autre moitié tient au continent, et cette différence de bornes change tout. Le commerce de l'Angleterre étant essentiellement maritime, la navigation intérieure n'y coûte presque rien, puisqu'on y fait servir tous les bâtiments de petit tonnage qui n'osent plus affronter les périls des longs cours; mais en France, peut-on dorer du nom de navigation, cette batellerie qu'on a si peu perfectionnée, qu'on se croirait encore au siècle d'Archimède?

Certainement, on peut améliorer nos canaux, les rendre plus navigables; on peut ouvrir des communications fluviales dans tout l'Empire; mais on ne parviendra jamais à effacer les voies de fer dans un pays essentiellement continental. Si, par concurrence, on exige des rabais de tarifs, on les supportera avec perte peut-être de prime-abord, mais avec le temps l'équilibre se rétablira et la navigation ne prendra que sa part, c'est-à-dire le monopole des marchandises lourdes et à transport lent.

M. Delamare attribuait à la nouveauté, à l'en-

thousiasme pour les choses merveilleuses, le
revirement qui s'est opéré au profit des chemins
de fer à leur apparition ; il accusait l'administration elle-même d'avoir subi l'influence de la
défaveur publique à l'égard de la voie d'eau, et
regrettait qu'elle conservât encore un peu ce
préjugé.

Que les chemins de fer soient une chose
merveilleuse, ceci est incontestable ; mais que
l'administration se soit laissé dominer, cela
demande réflexion. L'administration n'a pu
accueillir les chemins de fer que comme un
nouvel élément de prospérité, et en les favo-
risant, elle n'a fait qu'élargir le chemin du
progrès.

Nous ne pouvons énumérer dans ce paragraphe tous les avantages que les chemins de fer
ont sur la navigation, nous trouvons préférable
de mettre sous les yeux de nos lecteurs, les
paroles prononcées par le Receveur-Gérant de la
Société Saint-Augustin de Condé, à ses collègues
de la batellerie du Nord, dans une réunion qu'il
avait provoquée dernièrement.

« Une des causes principales de la déprécia-
tion de notre industrie, disait-il, est sans con-

tredit l'impossibilité où nous nous trouvons,
même au prix minime de nos transports, de sou-
tenir la concurrence des chemins de fer pour les
marchaudises encombrantes. Ainsi, sur la ligne
de Mons à Paris, notre prix est à peu de chose
près le même que celui du chemin de fer ; sur
la ligne de Charleroy, au contraire, il lui est
supérieur. Ajoutez à cela la lenter et les retards
de toute nature que subissent nos transports, la
rapidité et les faveurs de tarif que comportent
les chemins de fer. Il est facile de comprendre
que la concurrence n'est pas égale et que, dans
les conditions actuelles, elle aura infailliblement
pour résultat de ruiner complètement la marine
du Nord, comme elle l'a déjà fait des autres
marines de France*. »

Est-ce avoir conscience de sa faiblesse ? Cet
aveu de la part d'un homme compétent, n'efface-
t-il pas toutes les paroles veloutées de M. Delamare ? Qu'arrivera-t-il donc lorsque les Compagnies de chemins de fer abaisseront encore
leurs tarifs ? La concurrence faite aux canaux

* *Courrier du Nord* du 21 septembre 1861.

sera-t-elle moins grande, en admettant même
que la navigation devienne gratuite? La navigation fluviale est, selon nous, une industrie que
l'on doit conserver, protéger même, mais qui
ne doit plus compter, à cause de ses imperfec-
tions, au nombre des grands instruments du
progrès. Ah! si nos bateaux à vapeur pouvaient
parcourir nos canaux sans arrêts, s'il n'y avait
aucun chômage, si le tirant d'eau était le même
partout, la chose deviendrait tout autre; mais il
n'en est pas ainsi, et chacun sait que ces conditions de prospérité ne peuvent être réalisées.

Nous ne pouvons mieux faire que de donner
ici, pour exemple, le prix de revient des charbons à Paris, au point de vue du transport par
eau ou par voie de fer; les tableaux suivants
seront des arguments tout faits en faveur des
idées que nous émettons.

CHARBONS BELGES.

COUCHANT DE MONS.

Par eau.

	Par tonne
Prix au rivage.....................fr.	14 35
Frêt de Mons à la Villette........... ..	7 20
Droits de douanes et timbre...........	1 85
Déchargement et mise en voiture......	0 50
Camionnage......................	3 » »
Ensemble..........	26 90

Par chemin de fer.

Prix, mis en wagon................	14 15
Douane......	1 85
Chemin de fer de Mons à Paris........	9 80
Déchargement et camionnage........	2 30
Ensemble..........	28 10

CHARBONS DU CENTRE.

Voie de Mons.

Tout venant à la mine	12 » »
Chemin de fer jusqu'à Mons......... .	1 70
	13 70

	13 70
Mise en bateau	» 50
Frêt de Mons à Paris	7 20
Douane	1 85
Déchargement et camionnage	3 »»
Ensemble	26 25

Voie d'Erquelines.

Tout venant à la mine	12 »»
Chemin de fer jusqu'à Erquelines	1 84
Mise en bateau	» 50
Frêt d'Erquelines à Paris	9 »»
Douane	1 85
Déchargement et camionnage	3 »»
Ensemble	28 19

Par chemin de fer.

Tout venant à la mine	12 »»
Douane	1 85
Chemin de fer du Centre jusqu'à Erquelines	1 84
Chemin de fer du Nord, d'Erquelines à Paris	8 90
Déchargement et camionnage	2 »»
Ensemble	26 59

CHARBONS DE CHARLEROI.

Par canaux.

Tout venant à la mine...............	12	» »
Frêt......................	10	50
Douane	1	85
Déchargement....	»	50
Camionnage..................... ...	3	» »
Ensemble........	27	85

Par chemin de fer.

Trix d'achat..................... ...	12	» »
Chemin de fer de Charleroi à Paris....	11	70
Douane	1	85
Camionnage.....................	2	30
Ensemble.........	27	85

CHARBONS FRANÇAIS.

Par canaux.

1re qualité de Denain................	16	86
Frêt d'Anzin à Paris.........	7	50
	24	36

	24 36
Déchargement	» 50
Camionnage	3 » »
Ensemble	27 86

Par chemin de fer.

Prix d'achat, charbon en wagon	16 86
De Somain à Paris	9 » »
Déchargement et camionnage	2 30
Ensemble	28 16

Les charbons anglais coûtent 33 fr., tous frais compris, mais comme nous ne voulons que faire apprécier le peu de différence qu'il y a entre les prix de transport par canaux et ceux par chemins de fer, nous ne donnons le détail que pour les lignes où la concurrence existe le plus. Ainsi pour les charbons belges venant du *Couchant de Mons*, le prix de revient est de 1,20 plus cher par chemin de fer; pour ceux du Centre, il y a aussi une différence en plus de 1,94 ; pour les charbons venant par voie d'Erquelines, il y a au contraire 1,60 en plus par canaux ; le prix est le même pour les charbons de Charleroi ; et pour les charbons français de la Société d'Anzin, on paie 0,30 en plus par chemins de fer.

Et l'on trouve ces différences très-sensibles? Il en est de même cependant pour toutes les autres marchandises, et si l'on attachait un peu d'importance à la durée des transports, on reconnaîtrait avec nous qu'une bonne navigation intérieure est utile, mais qu'elle n'est plus obligatoire.

Nous trouverons, nous nous y attendons, des contradicteurs puissants et dévoués à la cause de la batellerie, mais nous savons quel est le mobile de ce dévouement et où en gît l'intérêt.

Qu'on lise encore ces quelques lignes publiées dans un de nos principaux journaux de la presse départementale, au sujet du voiturage des denrées dans l'intérieur de la France, et l'on verra que nous ne sommes pas les seuls qui accordions nos sympathies aux voies ferrées[*].

« On voit, dit-il, en ce moment, de quelle importance est le voiturage des denrées dans l'intérieur de la France. Les chemins de fer pré-

[*] *Journal de l'Aisne,* du 22 septembre 1861.

sentent sous ce rapport, un avantage de sécurité,
de rapidité qu'on peut appeler providentiel. La
voie fluviale a des lenteurs qui font penser aux
steppes moscovites, où les blés allant d'Odessa à
Saint-Pétersbourg, font huit lieues par vingt-
quatre heures. La voie de terre s'effondre tout
de suite sous l'effort incessant d'une locomotion
telle que le camionnage des blés et des farines.
En 1846 et 47, lorsque le froment valait 49 fr.
l'hectolitre à Strasbourg et 47,50 à Toulouse,
les quais de Marseille, de Nantes et du Hâvre
regorgeaient de céréales exotiques. »

Et cependant les canaux existaient à cette
époque !

« Mais, ne l'oublions pas, dit encore le même
journal, les voies ferrées rendent aujourd'hui
impossibles, non-seulement la pénurie des ap-
provisionnements, mais toute élévation insolite
des mercuriales. Nous ne verrons plus, Dieu
merci ! ces différences de prix calamiteuses qui
faisaient que le blé valait 48 fr. à Strasbourg,
tandis qu'on le payait 36ᶜ et même 34 en Bre-
tagne. La facilité, la rapidité du voiturage des
denrées, voilà, avec la liberté commerciale, la
garantie du nivellement des cours sur le marché

intérieur de l'empire. » Précieux avantage que
la batellerie n'aurait pu jamais amener.

Nous le répétons, la navigation fluviale en
France peut rendre de bons services au commerce et à l'industrie, mais il ne faut pas qu'une
espérance aveugle nous trompe et nous fasse
entrevoir des résultats qui ne pourront être réa-
lisés que par les voies ferrées.

XII

On pourrait, en commençant ce paragraphe
dans lequel nous allons parler des tarifs petite
vitesse, faire l'histoire du roulage, c'est-à-dire
rappeler ce qu'il a été, ce qu'il a produit et ce
qu'il est devenu ; mais nous croyons ce travail
superflu, et nous nous contenterons de mettre en
évidence les principales défectuosités de ce système de transports.

Pour parler contre les tarifs des chemins de
fer, il serait nécessaire qu'on les eût bien appré-
ciés, et il faudrait surtout qu'on eût pris la peine
de les comparer à ceux des anciennes entreprises de roulage.

D'abord, en avaient-elles ?

Autrefois, celui qui voulait fonder une entreprise, choisissait une route, se créait un itinéraire, et si aucune concurrence ne venait déran-
ger ses plans, il imposait au commerce les prix
de transports que bon lui semblait. Ses départs,
sa vitesse, étaient également à sa merci, et à
l'exception de quelques grandes compagnies qui,
en France, s'étaient partagé les grandes direc-
tions, le roulage n'avait rien de réglé, rien de
positif. Ses prix variaient avec chaque entreprise, et les prix de chaque entreprise, avec
chaque client. Nous avions eu d'abord l'intention
de placer ici quelques tableaux de tous ces prix,
mais malgré les recherches que nous avons faites
de tous côtés, nous n'avons pu réunir de données qui présentassent un peu d'ensemble et
d'homogénéité.

Ce qui étonne, c'est que le commerce ait
oublié si vite un mode de transport aussi désa-

gréable, et qu'il ait réservé, pour ainsi dire, toute sa mauvaise humeur pour les améliorations et les avantages que lui ont apportés les chemins de fer.

Examinons les tarifs d'une Compagnie de chemin de fer ; par exemple, de la Compagnie du Nord.

Cette Compagnie a, ainsi que toutes les autres en France, deux sortes de tarifs : des tarifs généraux et des tarifs spéciaux. Les tarifs généraux sont ceux auxquels sont soumises la généralité des marchandises, et les tarifs spéciaux, ceux qui ne sont applicables que dans certaines conditions, et à un petit nombre de natures de marchandises. Ces derniers ont été créés par les Compagnies dans le but de favoriser les principales industries des contrées que leurs réseaux sillonnent.

Les tarifs généraux ont six séries de prix auxquels correspondent toutes les marchandises selon leur nature, leur valeur et la manière dont le transport a lieu. Des tableaux de classification ont été dressés et indiquent à quelle série appartiennent tous les objets à transporter, de manière que le premier négociant venu peut

à l'avance et sans le secours de personne, déter-
miner le prix de ses transports.

Les prix encore en vigueur au moment où
nous écrivons ces pages, sont ainsi fixés pour
chaque série, par tonne et par kilomètre :

$$1^{re} \text{ Série} \ldots \ldots \ldots \text{fr.} \quad 0 \ 160$$
$$2^e \quad — \quad \ldots \ldots \ldots \quad 0 \ 140$$
$$3^e \quad — \quad \ldots \ldots \ldots \quad 0 \ 120$$
$$4^e \quad — \quad \ldots \ldots \ldots \quad 0 \ 100$$
$$5^e \quad — \quad (\text{Moyenne}) \ldots \quad 0 \ 080$$
$$6^e \quad — \quad \ldots \text{Id} \ldots \ldots \quad 0 \ 060$$

De plus, une taxe à 0,25 par tonne et par kilomètre a été créée pour les colis ne pesant pas
plus de 40 kilogrammes.

A ces prix, il faut ajouter quelques frais accessoires exigés pour les manutentions ; mais leur
faible importance ne permet pas de les énumérer
ici. Il serait du reste inutile de nous étendre sur
des renseignements que l'on trouve affichés partout et que les Compagnies mettent dans toutes
les gares à la disposition du public.

Ce que nous voulons arriver à dire, c'est que
ces prix ne sont réellement pas exorbitants et
que nous ne pouvons comprendre pourquoi on

les a tant critiqués depuis quelques années.
100 kilogrammes de tissus, par exemple, coûtent
pour leur transport de Paris à Valenciennes,
4 fr. 25 cent., tandis qu'autrefois on payait au
roulage, pour le même trajet, pour le même
poids et pour n'importe quelle marchandise,
5,40 et même 5,80. Nous avons pris la 1re série
afin de ne pas rendre la comparaison trop
effrayante.

Quant aux tarifs spéciaux, ils ont rendu de
trop grands services à nos grandes industries
nationales pour que nous les commentassions
ici. Il suffit de citer ceux qui ont été créés pour
le transport de la houille, du coke, du sel, des
minerais, des fers et des grains.

La chose par laquelle aurait dû commencer le
public, eût été de prendre patience et d'attendre
que des circonstances favorables permissent aux
Compagnies de réviser leurs tarifs et d'accorder
les concessions désirées, — ce qui ne tardera pas
à arriver, probablement.

XIII

Répondons à une dernière objection.

Les dividendes payés chaque année aux actionnaires de nos principales Compagnies, ont été l'objet de critiques très-violentes et très-irréfléchies; et la prospérité de nos voies ferrées est devenue un sujet d'envie pour une grande partie du public, laquelle confie elle-même ses intérêts à d'autres spéculations.

On désire que, pour le bien général, les chemins de fer servent l'industrie et le commerce en diminuant leurs tarifs; amènera-t-on les industriels et les commerçants à diminuer leurs bénéfices? Voilà la base du mal, la partie défectueuse de l'édifice. Pour exiger des sacrifices des Compagnies, il faudrait en imposer jusqu'à la fabrication même.

Nous luttons contre l'impossible, nous le savons, nos idées seront traitées d'utopies, nous
le savons encore ; car si l'on remarque plus
facilement les grandes spéculations, on laisse
inaperçues les spéculations de détail, celles qui
agissent sourdement et qui ne laissent cependant pas de créer des fortunes colossales qui,
réunies, étonneraient les plus fins économistes.

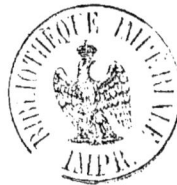

www.ingramcontent.com/pod-product-compliance
Lightning Source LLC
Chambersburg PA
CBHW070902210326
41521CB00010B/2022